MONOGRAPHIE

DES OPIUMS

DE L'EMPIRE OTTOMAN

ENVOYÉS A L'EXPOSITION UNIVERSELLE DE PARIS

PAR

Le Colonel FAYK BEY (G. Della Sudda)

Pharmacien de 1re classe de l'École supérieure de Pharmacie de Paris, ex-interne des hôpitaux, Directeur de la Pharmacie centrale, civile et militaire de l'Empire ottoman, Professeur de Pharmacologie à la Faculté impériale de Médecine de Constantinople, chimiste du Palais impérial, commandeur du Medjidié, etc., etc.

PARIS

IMPRIMERIE POITEVIN

RUE DAMIETTE, 2 ET 4

1867

MONOGRAPHIE

DE LA

COLLECTION DES OPIUMS

DE L'EMPIRE OTTOMAN

Les divers travaux qui ont paru jusqu'aujourd'hui sur les opiums ne mentionnent pas d'une manière précise les localités qui fournissent ce précieux produit; il était utile de combler cette lacune; pour cela, et en vue de l'Exposition Universelle, il a été envoyé des circulaires aux gouverneurs de provinces, qui tous ont répondu d'une manière satisfaisante aux questions qui leur avaient été posées.

Nous allons jeter un coup d'œil rapide sur les différentes phases que traverse l'opium depuis l'ensemencement des pavots jusqu'à son arrivée dans les échelles d'exportation. Ce petit aperçu comprendra quatre paragraphes : dans le premier, nous parlerons de la *culture;* le deuxième aura pour objet la *récolte;* le troisième traitera de la manipulation de l'opium et de sa transformation en pain, et enfin dans le quatrième et dernier paragraphe seront exposés les divers modes de transactions usités sur les lieux de production et des prix qui y ont cours.

CULTURE. — En général, le mode de culture usité dans les diverses provinces de l'empire ottoman ne diffère pas sensiblement d'une contrée à une autre. Voici les détails qui se rapportent à la culture du pavot dans les sandjaks de Bordour et de Hamid, deux des localités qui fournissent le plus d'opium au commerce. Pour rendre un champ apte à recevoir fructueusement pour la première fois la semence de pavot, il est indispensable de lui faire subir pendant toute une saison plusieurs labours préalables, accompagnés de bonnes fumures ; pour les terres qui auraient déjà donné une ou plusieurs récoltes, un labour profond et une dose ordinaire d'engrais suffisent comme opérations préliminaires. Dans l'un et l'autre cas, dès le commencement de l'automne, le terrain à ensemencer, après avoir été arrosé pendant trois ou quatre jours, pour les contrées à culture par irrigation, reçoit un dernier labour, sur lequel on sème la graine préalablement mêlée à de la terre tamisée, afin d'en faciliter et d'en régulariser la dispersion. La germination ne tarde pas d'avoir lieu, et les jeunes pousses ont déjà quelque vigueur, lorsque arrive leur ennemi, l'hiver, qui généralement dans les contrées à opium n'est pas d'une rigueur extrême ; de sorte que dès le printemps les jeunes pavots ont déjà acquis un certain développement et atteint une hauteur de dix centimètres environ ; on les purge alors des mauvaises herbes, et, pour espacer les plants de douze centimètres environ, on arrache les pieds superflus en donnant un léger labour. Mais si malheureusement les gelées ont été tellement fortes que les plantations sont compromises, on procède à un second ensemencement en mars ou au commencement d'avril, soit sur d'autres terrains préparés d'avance, soit sur le même en lui faisant subir un labour complet.

Les semailles au printemps ne sont qu'un pis aller, car celles d'automne leur sont de beaucoup supérieures par la quantité et surtout par la qualité en rendement. Vingt dirhems de graines suffisent pour l'ensemencement d'un deunum de terre qui équivaut à 1,600 pics.

Après trois ou quatre récoltes consécutives, il est d'usage de laisser un champ en jachère, ou du moins d'y passer à d'autres cultures, à l'effet de prévenir un trop grand épuisement du sol.

RÉCOLTE. — Le printemps venu, le pavot croît avec rapidité; bientôt à la fleur succède la capsule, qui acquiert en peu de jours tout son développement; c'est alors que le cultivateur, sous peine de perdre le fruit de ses labeurs, doit redoubler de soins et de vigilance, afin de bien saisir le moment où la couleur vert-bleuâtre de la capsule tend à se dorer, pour y pratiquer l'incision horizontale au moyen d'un instrument tranchant appelé *djizgui*. Cette opération, à laquelle tout le monde concourt, femmes, vieillards et enfants, est dirigée par des cultivateurs expérimentés qui surveillent scrupuleusement à ce que chaque incision soit faite à point et le suc précieux religieusement recueilli. Avant de commencer la récolte on a soin d'étendre sur le sol des feuilles de pavot, afin d'y recueillir les gouttes de suc laiteux qui tomberaient accidentellement. Dans les localités sujettes aux pluies fréquentes et aux rosées abondantes, les incisions se font à l'aube du jour, et on recueille le suc laiteux qui en découle vers les onze heures du matin, au moyen d'un instrument spécial qu'on appelle *alik*. Dans les pays secs, à température constante, l'incision se fait vers le coucher du soleil, parce que la nuit favorise la sécrétion du lait, qui n'est recueilli que le lendemain matin. Malheureusement trop souvent des pluies imprévues anéantissent les espérances les mieux fondées, un vent chaud appelé *samoum* est aussi très-préjudiciable à la récolte; et les cultivateurs ont soin de faire cesser toute opération dès qu'il vient à souffler avec persistance. Après avoir recueilli le suc, on laisse mûrir les capsules dont la graine trouve son emploi ou pour de nouvelles semailles, ou pour la fabrication de l'huile d'œillette, le tourteau est utilisé, soit comme engrais, soit comme nourriture pour les bestiaux. Une certaine quantité de capsules concassées et privées de graines ou entières est vendue pour l'usage pharmaceutique. Dans certaines localités on mange par agrément la graine de pavot, et parfois on a observé, chez les personnes qui s'abandonnent à cet usage, un léger narcotisme.

Un deunum (1,600 pics) de bonne terre bien préparée dans le caza de Hamid peut produire de 2 ocques à 2 1/2 ocques d'opium et 5 kilés (mesure de Constantinople) de semence. Il arrive rarement, mais cela s'est pourtant vu, qu'un deunum donne de 4 à 5 ocques d'opium, mais on rencontre plus souvent des terrains médiocres qui ne produisent que 250 dirhems d'opium environ, et 1 1/2 kilé de semence.

FABRICATION ET TRANSFORMATION EN PAINS. — On réunit tous les sucs au fur et à mesure qu'on les recueille dans des vases en terre, en cuivre ou même en bois ; quelques jours plus tard on les malaxe à la chaleur avec les mains, en les façonnant sous une forme quelconque ; puis après une exposition de quelque temps au soleil, on roule les pains ainsi façonnés dans des semences de rumex et on les enveloppe ensuite dans des feuilles de pavot. C'est dans cet état que l'opium est livré au commerce. Une remarque à faire, c'est la grande variété de formes, de grandeurs, d'aspect et de pâtes que présentent les pains d'opium ; chaque centre, si restreint qu'il soit, possède pour ainsi dire un type à lui.

TRANSACTIONS SUR LES LIEUX DE PRODUCTION. — Il n'existe peut-être aucune matière commerciale qui soit l'objet de transactions aussi prématurées et aussi diverses que l'opium; souvent le cultivateur avant de semer son champ est contraint de prendre des avances de fonds à un taux fort élevé sur le produit encore problématique de sa future récolte. Quelques négociants font la spécialité de ces sortes de prêts et s'assurent ainsi la préférence lors de la vente du produit; nous disons préférence car dans le cas d'offre insuffisante de leur part ou de surenchère d'un tiers, le produit est adjugé au plus offrant et l'argent emprunté, augmenté des intérêts, est remboursé au prêteur. D'un autre côté, presque tous les petits producteurs et même quelques grands, poussés par le besoin d'argent, vendent leur récolte à l'état de lait à des accapareurs ou à des facteurs spéciaux qui le transforment en pains, et c'est sous cette forme qu'après avoir passé successivement par trois ou quatre mains, l'opium finit par arriver du lieu de production vers les grandes échelles pour alimenter l'exportation. Quant à la valeur vénale de ce produit, elle varie d'année en année étant soumise aux principes généraux de l'économie commerciale. Cependant la récolte à peine terminée, des assemblées ou *londjas* formés d'une part par les notables représentants élus des producteurs, et d'une autre part par les bailleurs de fonds et acheteurs se concertent d'abord, chaque partie séparément, sur les prix à fixer, puis, se réunissant en assemblée générale, on finit enfin après de nombreux débats à tomber d'accord. Ce prix arrêté sert de base à l'impôt qui est de 10 °/₀ et qui se paie en argent ou en nature au choix du producteur. Mais il ne faudrait pas croire à l'invariabilité de ce prix; chaque centre a son marché hebdomadaire, où, comme dans tous les pays la moindre cause peut venir corriger en hausse ou en baisse la taxe précédente.

Maintenant que nous avons fini ces considérations preliminaires, nous allons donner sous forme de tableau, le résultat des analyses de 92 spécimens d'opium constituant notre collection, nous réservant d'en relever à la fin quelques particularités.

TABLEAU DE LA COLLECTION DES OPIUMS DE L'EMPIRE OTTOMAN

Nos D'ORDRE	PROVENANCES				EAU D'HYDRATATION	RICHESSE EN MORPHINE	PRIX		
	VILAYET OU EYALET	SANDJAK	CAZA	CARIÉ			PIASTRES	FR.	C.
1	. . . .	Ismid	Gueïvé.	. . . .	7.00	12.00			
2	Iles	Rhôdes.	Rhôdes.	. . . .	13.00	3.40	265	59	60
3	Houdavendiguiar. .	Houdavendiguiar .	Ainigueul. . . .	. . . .	3.00	13.60	253	57	40
4	Koniah	Bordour	. . . .	. . . .	11.90	2.90	280	63	»
5	Angora.	Angora.	Rey Bazar	. . . .	13.10	7.03	245	55	10
6	Koniah.	Bordour	Bordour	Kerassin	11.20	8.80	190	42	75
7	—	—	Gul-Hissar	Horzoun	13.80	9.24	190	42	75
8	—	—	— . . .	—	13.80	9.24	190	42	75
9	Sivas.	Amassiah.	. . . .	. . . .	7.40	6.40	260	58	50
10	. . . .	. . . .	Boghaditch. . . .	. . . .	6.80	8.90	270	60	75
11	. . . .	. . . .	—	. . . .	11.80	5.72	252	57	20
12	. . . .	. . . .	Tavouschanly. . .	. . . .	14.20	10.50	260	58	50
13	Kutahiah.	Kutahiah.	. . . .	. . . .	8.80	8.80	270	60	75
14	Koniah.	Bordour	Gul-Hissar . . .	Horzoun . . .	13.80	8.78	190	42	75
15	Houdavendiguiar .	. . . .	Ainigueul. . . .	Tikenly	3.30	4.36			
16	—	Brousse	—	Toumalik. . . .	7.40	13.57			
17	—	—	Afion Kara-Hissar.	. . . .	9.50	11.60	270	60	75
18	—	—	Michal Ghazi. . .	. . . .	10.40	9.60	280	63	»
19	Castamouni. . . .	Safranbolu . . .	. . . .	. . . .	9.95	9.60	280	63	»
20	Kutahiah.	Kutahiah. . . .	. . . .	. . . .	13.00	15.00	265	59	60
21	. . . .	. . . .	. . . .	. . . .	13.20	10.20	268	60	30
22	Castamouni, . . .	Bolu.	Bolu	. . . .	10.10	9.40	220	49	50
23	Houdavendiguiar .	. . . .	Ainigueul. . . .	Harmandjik . . .	4.00	9.30			
24	—	. . . .	—	Ortakeuy. . . .	3.75	10.80			
25	—	. . . .	Lefke	. . . .	16.00	6.81	240	54	»
26	Koniah.	. . . .	. . . .	. . . .	17.80	10.33	255	57	90
27	Ismid	Ismid	Gueïve.	. . . .	14.90	12.42	195	43	87
28	Sivas.	Amassiah. . . .	Amassiah. . . .	. . . .	9.80	12.70	280	63	»
29	—	—	—	. . . .	10.00	10.40	280	63	»
30	Koniah.	Bordour	Kemer.	Bubekler. . . .	11.89	8.31	190	42	75
31	Angora.	Angora.	Kara-Hissar . . .	Yokari Bagdera. .	18.10	8.20	252	57	20
32	Koniah.	Bordour	Kara-Aghadj . .	Adji-Badem. . . .	9.50	7.80	190	42	75
33	—	. . . .	. . . .	. . . .	9.80	8.80	250	56	75
34	Prizren.	Uskiub.	Fotchan	. . . .	»	10.10	180	40	50
35	Sivas.	Amassiah. . . .	Amassiah. . . .	. . . .	11.28	8.40	250	56	75
36	Ismid	Ismid	Lefke	. . . .	16.00	6.80	240	54	»
37	Kutahiah. . . .	Kutahiah. . . .	. . . .	. . . .	13.00	15.00	280	63	»
38	Houdavendiguiar .	. . . .	Ainigueul. . . .	Ainiguel	»	9.20			
39	—	. . . .	—	Harmani	3.50	14.40			
40	Perse	. . . .	. . . .	. . . .	9.40	2.90	160	36	»
41	Houdavendiguiar .	Karassi.	Baloukesser . . .	. . . .	14.30	9.20	230	51	75
42	Angora.	Angora.	Michalidjik. . . .	. . . .	20.00	4.40	250	56	75
43	Kharpout.	Kharpout.	Karpout	. . . .	9 20	8.92	185	41	60
44	Koniah.	. . . .	Irle	Beghlerli. . . .	12.00	10.30	190	42	75
45	Smyrne.	Denizli. . . .	. . . .	. . . .	9.00	11.10	240	54	»
46	—	—	Aladja	. . . .	10.40	11.40	235	52	87
47	Houdavendiguiar .	Brousse.	Ainigueul. . . .	. . . .	7.60	11.20	280	63	»
48	Koniah.	Bordour	Kemer.	Bubekler. . . .	11.89	8.31	190	42	75
49	—	. . . .	. . . .	. . . .	14.66	5.44	225	50	60
50	Andrinople. . . .	Philippopoli. . .	Tchirpan. » . . .	. . . .	10.87	3.80	240	54	»
51	Koniah.	Bordour	Kar-Aghadj. . .	Selleri. . . .	13.20	11.10	190	42	75
52	—	—	Aladja.	. . . .	10.40	11.40	220	49	50
53	—	—	Sivry-Hissar . . .	. . . .	16.00	2.16	240	54	»

TABLEAU DE LA COLLECTION DES OPIUMS DE L'EMPIRE OTTOMAN (suite)

Nos D'ORDRE	PROVENANCES				EAU D'HYDRATATION	RICHESSE EN MORPHINE	PRIX	
	VILAYET OU EYALET	SANDJAK	CAZA	CARIÉ			PIASTRES	FR. C.
54	Koniah.	Bordour	Bey-Bazar	. . . .	»	10.50	270	60 75
55	—	Kara-Hissar. . . .	Kara-Hissar. . . .	. . . .	22.00	7.76	200	45 »
56	—	Bordour	Kemer.	Bubekler.	11.89	8.31	190	42 75
57	Ismid.	Ismid	Ismid	. . . .	8.90	8.50	250	56 75
58	Houdavendiguiar .	Kara-Hissar Sahib.	Tchol.	. . . .	10.95	12.00	190	42 75
59	Ismid.	Ismid	Ismid	. . . .	8.95	8.50	230	51 75
60	—	—	Kunnuk	. . . .	11.95	10.70	280	63 »
61	Koniah.	Koniah.	. . . .	. . . .	11.95	11.00	230	51 75
62	Ismid.	Ismid	Gucul-Bazar. . .	. . . .	11.00	11.08	265	59 60
63	Koniah.	Koniah.	Kara-Hissar. . .	. . . .	5.60	5.60	210	47 25
64	—	Bordour	Bordour	Yassy-Keny. . . .	11.20	6.60	190	42 75
65	—	Sparta.	Sparta.	. . . .	14.90	9.52	270	6 75
66	—	Kara-Hissar. . . .	Kara-Hissar. . .	. . . .	9.00	11.00	265	59 60
67	—	Bordour	Marche Bordour. .	. . . .	10.40	10.87	190	42 75
68	Ismid	Ismid	Gueive.	. . . .	6.90	12.00	230	51 75
69	Houdavendiguiar .	Brousse	Ainigueul. . . .	. . . .	13.60	8.38	250	56 75
70	Ismid	Ismid	Gueive.	. . . .	14.00	9.00	240	54 »
71	—	Ismid	Oloboun	. . . .	15.80	9.60	257	58 30
72	Houdavendiguiar .	Kara-Hissar-Sahib.	Cheiklou.	. . . .	14.80	7.82	257	58 30
73	—	—	Hanya	. . . .	16.50	9.35	240	54 »
74	Koniah.	Bordour . . .	Tefny	. . . .	18.90	6.28	190	42 75
75	Karpout	. . . .	. . . .	. . . .	15.60	4.29	255	57 85
76	Koniah.	Koniah.	. . . .	. . . .	6.20	10.70	300	67 50
77	—	Bordour	Bordour	. . . .	11.00	5.28	270	60 75
78	Houdavendiguiar .	Kara-Hissar Sahib.	Ighakli.	. . . .	16.40	10.80		
79	Ismid	Ismid	Gueive.	. . . .	12.00	6.65	280	63 »
80	Kutahiah.	Kutahiah.	Kutahiah.	. . . .	13.80	»	270	60 75
81	Sivas.	Sivas.	Amassiah. . . .	. . . .	14.56	»	260	58 50
82	—	—	Baloukesser. . . .	. . . .	12.00	3.80	300	67 50
83	Houdavendiguiar .	Kara-Hissar-Sahib.	Hara-Hissar-Sahib.	. . . .	21.35	9.80	264	59 40
84	Koniah.	Koniah.	. . . .	. . . .	17.80	10.33	270	60 75
85	Houdavendiguiar .	Kara-Hissar-Sahib.	Chahvan	. . . .	18.00	7.00	257	58 30
86	—	—	Hanya	. . . .	16.50	9.35	240	54 »
87	—	—	Kikler.	. . . .	12.75	10.03	253	57 40
88	—	—	Sandikli	. . . .	18.85	10.65	257	58 30
89	—	—	Sihanli.	. . . .	11.75	10.42	270	60 75
90	—	—	Bolvadina	. . . .	21.35	9.80	253	57 40
91	—	—	Cheiklou	. . . .	14.80	7.82	257	58 30
92	—	—	Ighakli.	. . . .	16.40	10.80	190	42 75

Sur ces 92 spécimens, nous ne connaissons comme producteurs que Hadji-Bouhour pour le n° 2, le colonel Hassan-Bey pour le n° 24, Trentafil-Ousta pour les n°s 25 et 36; malheureusement pour tous les autres numéros, aucun nom de cultivateur ne se trouve cité dans les documents officiels.

Les n°s 1, 5, 10, 11, 12, 13, 17, 20, 27, 35, 45, 46, 52, 53, 55,

63, 65, 68, 69, 70, 76, 82 ont été achetés sur le marché de Constantinople, mais nous pouvons en garantir les provenances indiquées avec autant de certitude que celle des autres numéros, parvenus par voie administrative. Quant au n° 40, d'origine persane, nous avons cru devoir l'ajouter à notre collection, parce qu'il a cours sur notre place, qu'il y sert très-souvent de base aux fabrications frauduleuses et aux apprêts d'opium de rebut pour leur donner de l'aspect et de l'apparence, et parce qu'enfin il jouit trop généralement d'une réputation de richesse en morphine usurpée, réputation qu'il est urgent de faire tomber ; nous ne parlons ici que des opiums persans importés sur notre marché.

Les n°s 15, 16, 21, 23, 24, 38, 39 et 50, dont on peut voir dans le tableau la richesse en morphine, richesse qui s'élève à 13.57 °/₀ pour le n° 16 et pour le n° 39 à 14.40 ; tous ces numéros sont des échantillons d'opium de première culture, que nous avions provoquée.

Nous n'avons tenu aucun compte ni de l'aspect, ni des caractères physiques par lesquels on a l'habitude de distinguer et de grouper les opiums entre eux par la raison toute simple que l'expérience nous a surabondamment démontré l'inanité de ces moyens de distinction : très-souvent, des opiums du plus mauvais aspect ont donné à l'analyse les meilleurs résultats ; tandis que d'autres opiums présentant tous les caractères décrits et recherchés par les auteurs n'ont pas répondu à notre attente, d'où nous concluons qu'il ne faut se fier qu'à l'analyse.

Voici le procédé que nous avons suivi dans le présent travail, procédé simple et facile qui toujours nous a donné des résultats justes et constants avec une notable économie de temps, toujours précieuse en elle-même et, de plus, indispensable pour le commerce.

Mode d'analyse. — Un opium étant donné, on prélève, au moyen d'un emporte-pièce, une petite quantité du pain ou de chaque pain constituant l'espèce à analyser, en le perçant de part en part ; des différentes parcelles ainsi obtenues, on pèse 10 grammes, qu'on place à l'étuve afin d'en déterminer l'eau d'hydratation ; puis l'opium sec étant pulvérisé est mis en macération dans sept à huit fois son poids d'alcool à 72° ; après dissolution complète des parties solubles, filtration, suivie de la mise en précipitation des liqueurs par quantité suffisante d'ammoniaque ; passé vingt-quatre heures de repos, nouvelle filtration, lavage, séparation de la morphine d'avec la narcotine et pesée.

Afin de nous entourer de tous les éléments d'étude comparative, nous avions fait donner aux gouverneurs de provinces des instructions pour qu'on nous envoyât chaque opium accompagné de semences, de capsules et d'une certaine quantité de terre qui l'auraient produit ; malheureusement, ces mesures n'ont pas été assez généralement adoptées, comme on en pourra juger par les deux tableaux suivants : dans le premier, on trouvera ceux des opiums qui nous sont parvenus dans les conditions demandées ; en regard de chaque numéro d'opium sont placés dans des colonnes distinctes les numéros de capsules, de semences et de terres s'y rapportant ; dans le deuxième tableau, nous donnons avec indication des localites de provenance, les capsules, semences et terres qui nous ont été envoyées sans opium.

TABLEAU SYNOPTIQUE DES CAPSULES, SEMENCES ET TERRES, PAR RAPPORT A LEUR OPIUM

Nos D'OPIUM	CAPSULES Nos	SEMENCES Nos	TERRE Nos	OBSERVATIONS
18	102	122	. .	Capsules, petites, de forme oblongue; opium au titre 9.60 de morphine.
32	112	125	155	Graines mélangées, blanches et violettes; terre carbonatée et siliceuse; opium, 7.80 morphine.
36	115	139	161	Capsules moyennes, sphéroïdales, d'un jaune doré; graines bleues, terre meuble très-carbonatée, 6.80 morphine.
42	99	124	169	Terre blanche très-carb., ne laissant d'insoluble qu'un petit résidu siliceux; morphine, 4.40.
43	111	151	. .	Capsules très-petites; morphine, 8.92.
54	100	138	165 168 172	Pavots, petits, jaune pourpre, ronds allongés; terre silico-argileuse; morphine, 10.50.
58	103	123	157	Capsules, grosseur moyenne, rondes aplaties, jaune doré graines jaunes et bleues; morph., 12.
60	105	150	. .	Capsules grosseur moyenne, oblongues, sommet violacé; morphine, 10.70.
71	95	152	.	Capsules grosseur moyenne, vert pourpre, fusiformes, graines jaunes et bleues; morphine, 9.60.
72	94	149	160	Capsules rondes vert pourpre; morphine, 7.82.
73	104	130	163	Capsules grosseur moyenne, sphéroïdales et aplaties, double incision pratiquée, graines jaunes et noires, terre silico-argileuse; morphine, 9.35.
83	108	141	153	Capsules grosseur moyenne, rondes, graines jaunes et blanches, terre carb. et siliceuse, morphine, 9.80.
85	120	137	159	Pavots grande dimension, ronds aplatis, jaune doré, graines jaunes et blanches, terre silico-argileuse; morphine, 7.
87	110	143	171	Capsules grosseur moyenne, rondes, graines jaunes et blanches, terre carbonatée et silico-argileuse; morphine, 10.03.
88	106	131	156	Capsules grosseur moyenne, oblongues et irrégulières, verdâtres, graines jaunes et blanches; morphine, 10.05
89	. .	135	158	Graines jaunes et blanches, plutôt blanches, terre siliceuse très-peu carbonatée; morphine, 10.42.
90	113	140	170	Capsules rondes et aplaties, d'un vert doré, graines blanches et jaunes; morphine, 9.80.
91	94	. .	160	Terre carbonatée modérément et silico-argileuse; morphine, 7.82.
92	. .	127	162	Graines jaunes et noires, terre ocracée rouge, faiblement carbonatée; morphine, 10.80.

LIEUX DE PROVENANCE DES CAPSULES, SEMENCES ET TERRES
QUI NOUS SONT PARVENUES SANS OPIUM

CAPSULES	SEMENCES	TERRES	PROVENANCE		
			SANDJAK	CAZA	CARIÉ
93	133	»	Bordour	Kemer	Bubekler.
96	144	154	Houdavendiguiar	Ainigueul	—
97	»	»	—	—	Afschar
98	121	»	Angora	Bey Bazar	—
101	»	»	Kutahiah	Kutahiah	—
109	148	166-167	Kharpout	—	—
114	132	»	Ismid	Guéïvé	—
116	136	»	d°	Kunnuk	—
117	128	164	Brousse	Bordour	Ainigueul.
118	129	»	Kara Hissar	—	—
120	»	»	Kara Hissar Saïb	Chahvar	—
»	126	»	d°	Ighakli	—
»	134	»	d°	Sihanli	—
»	142	»	d°	Kikler	—
»	145	»	Koniah	—	—
»	146	»	Uskiub	—	—
»	147	»	Koniah	—	—
»	148	167	Safranbolu	—	—

De l'ensemble du premier tableau, il résulte :

La richesse constante en morphine des opiums obtenus par la culture des pavots à petites têtes ;

La préférence que l'on doit accorder aux graines d'une couleur franchement accusée, soit blanches, soit jaunes, mais surtout aux bleues d'une odeur vireuse ;

Que les terres silico-argileuses sont plus favorables par la richesse de leur rendement que les terres meubles et légères.

Ne voulant laisser de côté rien de ce qui concerne l'histoire de l'opium, nous avons réuni en panoplie les deux espèces d'instruments qui nous sont arrivés des vilayets ; l'un, appelé *djizgui*, sert pour les incisions, et l'autre, du nom d'*alik*, sert à recueillir le suc. Ces instruments, comme on peut le voir, sont tout à fait primitifs ; mais, malgré leur rusticité, nos cultivateurs y tiennent et jusqu'ici c'est en vain que nous leur avons proposé des instruments perfectionnés ; ils nient l'utilité des incisions multiples et prétendent que l'incision telle qu'ils la pratiquent leur donne en suc laiteux le maximum d'écoulement.

COLLECTION DES INSTRUMENTS

Nos	COUTEAU A INCISER ou DJIZGUI	COUTEAU A RECUEILLIR ou ALIK	PROVENANCE
	pièces	pièces	
1		3	Kara-Hissar-Sahib. Prix, 3 piastr. la pièce.
2	3		d° d°
3		1	Koniah.
4		1	d°
5	1		Kunnuk.
6		1	d°
7	1		Irlé.
8		1	Cara-Aghadj.
9		1	Cheïklou.
10	1		Bolvadina.
11		1	Bubekler.
12		1	Ainigueul.
13	1		Bordour.
14	1		Kharpout.
15		1	Michal Ghazi.
16	1		Ighakli.
17	1		Bey Baza .
18	1		Ainigueul.
19		1	Ainigueul.
20	1	1	Chahvar.
21		1	Ismid.

CONSIDÉRATIONS GÉNÉRALES

Il n'est peut-être pas une contrée du vaste empire ottoman qui ne soit susceptible d'être consacrée avec succès à la culture du pavot. Depuis longtemps nous en étions persuadés, et les faits viennent chaque jour nous affermir dans notre conviction; aussi n'avons-nous jamais manqué une occasion de conseiller cette culture, et personne jusqu'ici ne s'est plaint de s'être conformé à nos avis. Dans quelques villages des environs de Brousse et d'Andrinople, dans l'île de Rhôdes et ici même à Constantinople, nous avons été le promoteur de plusieurs essais, qui ont parfaitement répondu à notre attente et satisfait leurs auteurs, comme on peut le voir par les opiums de notre collection, qui sont dans ce cas, les n°s 15-16-21 -23-24-38 39 et 50. Au numéro 21 appartient certainement l'honneur de pouvoir être le premier dit avec vérité *Opium de Constantinpole*, car jusqu'ici aucune culture n'avait été tentée ni dans cette ville, ni dans ses environs. Cet opium a été récolté dans le jardin de notre hôpital de la marine par les soins intelligents du colonel docteur Hassan-Bey.

On s'étonnerait donc à bon droit de voir cette production si restreinte si on ne connaissait d'une part l'insouciance naturelle et innée des paysans, d'autre part le manque d'encouragement suffisant, et, par-dessus tout, l'usure, qui dévore non-seulement les bénéfices, mais jusqu'aux espérances mêmes du cultivateur, dont la pénurie d'argent est telle que presque tous n'ont le choix qu'entre s'abstenir ou emprunter.

Jusqu'ici l'absence de Caisse agricole ou de toute autre institution de crédit analogue avait livré nos paysans pieds et poings liés à la rapacité des usuriers ; ce serait une histoire trop triste et trop lamentable que celle des vicissitudes et des misères de ces emprunts ; qu'il vous suffise de savoir qu'on regarde comme modéré le taux de 18 %; que celui qui obtient de l'argent à 24 % s'estime heureux, de sorte qu'une bonne récolte même ne laisse en perspective au malheureux emprunteur que ses peines et fatigues et à peine de quoi vivre. Jugez de ce qu'il advient, lorsqu'une mauvaise récolte antérieure vient grever de ses charges arriérées, les obligations de l'année courante.

Nous n'oserions, crainte d'être taxé d'exagération, dévoiler au grand jour, par quelle astuce et par quelles combinaisons subtiles, souvent quelques usuriers insatiables arrivent non-seulement à s'emparer du fruit des labeurs du paysan, mais même à s'approprier le champ de leur malheureux débiteur. Heureusement que le Gouvernement, dans sa haute sollicitude, a pris des mesures sérieuses pour mettre fin à cet état de choses déplorable, et désormais un châtiment sévère attend le spéculateur éhonté, auquel il prendrait envie de renouveler, n'importe sous quelle forme, ces spoliations barbares.

Le cultivateur, soustrait à tant de rapacité peut donc dorénavant, se livrer avec ardeur et confiance à une culture suffisamment rémunératrice, les frais d'exploitation, 150 à 200 piastres par deunum étant minime en regard de la valeur du rendement. Un deunum, récolte ordinaire, donne 2 ocques d'opium à 230 piastres prix moyen, plus 5 kilés de semences valant au moins 30 piastres le kilé, ce qui fait un total au minimum de 610 piastres. Si de 610, prix ordinaire de rapport on retranche 200, maximum des frais d'exploitation, il reste bénéfice net 410 piastres, somme relativement considérable, qu'aucune autre culture ne peut faire espérer.

Nous avons décrit les diverses manipulations, qu'avait à subir l'opium, depuis son lieu de production jusqu'aux échelles d'exportation; il nous reste maintenant à indiquer succinctement quelques-unes des nombreuses falsifications auxquelles il est exposé dans les différentes stations, avant d'arriver au consommateur. Raclures de pavots, raisins, pulpes de fruits, œuf, cire, marbre, brique pilée et jusqu'à la résine de pin et le galipot, tout est mis en réquisition pour rendre, par addition, l'opium plus lourd, voire même pour le fabriquer de toutes pièces. Le producteur, d'ordinaire, respecte son produit et n'a guère pour habitude de le falsifier, cependant il n'est pas toujours innocent de toute fraude, et si l'on en juge par la quantité insolite de glucose, par le magma trop abondant et par les petites parcelles de marbre, dont la présence n'est certes pas fortuite, on est obligé d'avouer que quelquefois eux aussi se laissent entraîner par la cupidité à l'emploi des pulpes de fruits, de jaunes d'œufs et du décocté de la tige et des feuilles du pavot, et du marbre en fragments.

Quant aux grands remaniements frauduleux, ils ont lieu principalement chez les facteurs petits et grands, qui y trouvent leurs plus clairs éléments de bénéfices ; ces industriels ont poussé la pratique des falsifications à un tel degré de perfection, qu'ils sont parvenus à dérouter l'œil le plus exercé et à se rendre favorable l'examen superficiel, seul contrôle en usage jusqu'à ce jour. Heureusement que l'analyse est venue mettre à néant toutes ces belles conceptions ; en effet, avec le système des experts, comme juges souverains, la fraude avait beau jeu; car à combien d'erreurs, la prétendue science de ces arbitres infaillibles, n'était-elle pas sujette? Souvent, il nous est arrivé de rencontrer, dans leur rebut, des opiums qui, sous une mauvaise apparence, cachaient les meilleures qualités; tandis que dans le même triage, ils avaient accepté sur leur bonne mine des pains d'opium d'une valeur nulle dont les trois quarts des matières qui le constituaient nous étaient signalés par un examen approfondi comme n'ayant aucune filiation avec le pavot. Les fabrications de toutes pièces, telles que les n°s 80 et 81 de notre catalogue, sur lesquels nous appelons votre attention, qui sont à base résineuse et qui n'ont donné aucune trace de morphine, sont le fait des petits trafiquants, qui introduisent ces produits nuls dans des produits meilleurs, qui ont le malheur de leur passer par les mains.

Quant aux fraudeurs raffinés, leur pratique est plus savante : le *tchiriche* leur vient en aide comme matière falsifiante et comme excipient ; souvent aussi, mettant à profit la propriété hygrométrique de l'opium, ils se contentent d'en augmenter dans une proportion notable, l'eau d'hydratation ; ils obtiennent facilement du jour au lendemain, sans rien changer à l'aspect de l'opium, un surcroît en poids de 10 et même 12 °/o.

Pour être juste, nous sommes obligés de dire que depuis plusieurs années, une ou deux maisons, notamment les Matthieu frères, s'étaient adjoint des chimistes et expédiaient leur produit avec garantie du titre ; mais ces Messieurs n'opèrent qu'en grand et par commission, et ne vendent jamais au détail, de sorte qu'un pharmacien, par exemple, qui a besoin d'une petite quantité pour ses préparations officinales, est obligé d'avoir recours aux petits droguistes ou aux colporteurs que le hasard lui envoie ; et dans son choix, tantôt par ignorance, tantôt par insouciance, il se laisse le plus souvent entraîner, économie mal entendue, par la modicité du prix et non par la valeur intrinsèque du produit. Plusieurs, du reste, parmi les pharmaciens de Constantinople n'ont pas la moindre idée de ce que doit être une analyse, et pour ceux, plus instruits, qui veulent user de ce moyen de contrôle, leur bonne intention devient illusoire par ce fait que leur analyse finie, le type adopté se trouve avoir été emporté dans le courant des affaires, mouvement souvent réel, mais que l'on peut aussi soupçonner être quelquefois *prétexté*.

Quant aux *aktars* (c'est ainsi que l'on désigne ici les petits droguistes), ils n'ont d'autre source d'approvisionnement que les petites parties importées de l'intérieur par les indigènes appelés par leurs affaires dans la capitale ou par les soldats, qui y viennent rejoindre leur corps. Les uns et les autres, au lieu de se munir d'argent, portent de préférence de l'opium, soit qu'ils se croient ainsi plus à l'abri dela convoitise dans une mauvaise rencontre, soit qu'ils veuillent bénéficier de la plus-value qui doit exister sur notre place.

Constantinople et Smyrne sont les deux échelles où s'alimente l'exportation; l'opium y arrive en couffe, mais au moment de l'expédition on le retrouve dans des caisses doublées de fer-blanc. La première de ces villes ne possède jusqu'ici ni entrepôt, ni marché public consacré à l'opium; c'est à cette absence qu'on doit attribuer la répugnance qu'ont les producteurs à diriger vers ce port leurs quantités disponibles; aussi souvent y trouverait-on une seule couffe avec beaucoup de difficulté, nos fortes maisons n'achetant qu'au prorata de leurs besoins et des commissions reçues. Plus d'une fois, pour répondre avec célérité aux demandes subites et pressées, nos négociants se sont vus contraints d'avoir recours à la réserve de Smyrne, le véritable, et tranchons le mot, le seul entrepôt des opiums de l'empire.

A Smyrne se tient un marché régulier et régulateur; de plus, chaque grand centre y possède un dépôt, dans lesquels vous trouveriez presque toujours plusieurs milliers de couffes disponibles; aussi acheteurs anglais, hollandais et américains s'empressent-ils d'y accourir et d'y faire de nombreux et importants achats. Nous sommes loin cependant d'y trouver tout pour le mieux dans le meilleur des marchés possibles; là, comme ailleurs, règne la routine des experts. Voici du reste comment s'y traitent les affaires : l'amateur parcourt le marché ou plutôt se rend dans les dépôts, là il se trouve en présence d'un courtier, représentant des consignataires, qui sait flairer son homme et voir s'il a affaire à un acheteur sérieux. Enfin s'il y a lieu, l'opium est exhibé; on peut le regarder tant que cela peut faire plaisir, mais quant à en prendre pour l'essayer, il n'y faut pas songer;

si les apparences conviennent à l'acheteur, on débat le prix, après quoi le jour de la livraison est fixé. Le moment arrivé, l'expert est là, grave et armé de son couteau; devant lui on renverse les couffes tour à tour, il scrute chaque pain minutieusement, acceptant les uns, rejetant les autres, en coupant par le milieu quelques-uns de douteux, mais ne souffrant aucune observation d'aucune part pas plus du vendeur que de l'acheteur. Les couffes épuisées, on pèse les élus, on les emballe, puis l'heureux acheteur paie et emporte sa marchandise. Alors commence pour lui un autre travail : se basant sur l'analyse, il fait un nouveau triage, et envoie, selon sa convenance, une partie en Occident et l'autre partie dans l'extrême Orient. Tel est le marché de Smyrne. Voyons maintenant à quel prix en général se vendent les opiums; rappelons d'abord que l'année qui vient de s'écouler, succédant à une année très-abondante, ne nous avait donné qu'une récolte médiocre; aussi arriva-t-il, ce qui arrive toujours en pareil cas, c'est que la demande dépassant les offres, une hausse subite et considérable eut lieu; l'année précédente au contraire la marchandise étant plus offerte que demandée, quoique de première qualité, les prix étaient restés constamment très-bas; de sorte que l'on peut dire que les prix varient selon les circonstances. Mais ce n'est pas sous cet aspect général que nous voulons envisager la question, le point sur lequel nous appelons l'attention, c'est l'extrême variété des prix indiqués dans nos renseignements officiels : les prix forts étant attribués aux opiums ordinaires, et les prix faibles aux opiums riches; c'est ainsi que l'on voit dans le tableau de notre catalogue, les n°s 42 (4.40 morphine) et 49 (5.44 morph.) cotés à piastres 250 et 225, tandis que les n°s 27 (12.42) et 34 (10.10 morph.), ne le sont qu'à piastres 195 et 180. Ainsi le n° 42, qui ne représente comme valeur intrinsèque que le tiers de la valeur du 27, est coté piastres 55 de plus, au lieu que pour être logique, le 42 étant à 250, le 27 devrait être évalué à piastres 750.

Il en est de même de l'hygrométrie de l'opium, dont on ne

tient pas assez généralement compte. Ainsi dans notre tableau nous trouvons :

Les n^{os}	3	Eau d'hydrat.	3.00 p. °/₀	
»	63	»	5.60	
»	55	»	22.00	
»	83	»	21.35	

En comparant ces chiffres entre eux, nous trouvons 16, 17, 18 et 19 °/₀ d'écarts; personne n'oserait prétendre que ces différences soient à négliger. Ces anomalies nous prouvent que experts et paysans sont plongés dans les mêmes ténèbres, dans la même ignorance; un seul remède peut être apporté à ce mal, c'est d'éclairer, d'instruire nos cultivateurs. Du moment qu'ils seront mis à même de connaître la valeur réelle de leurs produits, le mal aura cessé : or, le Gouvernement a fait un grand pas vers ce but, lors de la création des vilayets, en instituant dans chacun d'eux des directions générales pour l'agriculture; la nomination aux emplois de directeurs généraux d'indigènes, anciens élèves de l'école Grignon, possédant toutes les connaissances requises, est aussi de très-favorable augure. En effet, on ne peut douter que ces fonctionnaires, après avoir reçu d'amples instructions, ne soient munis de pouvoirs étendus; on doit donc espérer de leur zèle et de leur activité qu'ils ne négligeront rien de ce qu'ils croiront pouvoir contribuer au bonheur et augmenter la prospérité des contrées agricoles que la bienveillance du Gouvernement leur a confiées.

Une mesure essentielle que nous proposons à l'autorité de leur indiquer pour la récolte prochaine, c'est le titrage sommaire, par leurs soins, des opiums des divers champs dans les cazas, cariés et généralement partout où cette opération pourra être réclamée par l'importance de la production.

Quoique les localités à opium soient très-rapprochées les unes des autres, surtout en Asie Mineure, des aides pourraient leur être au besoin adjoints. Le bienfait et les avantages de ce système seront incontestables : pour le paysan, guidé par un conseiller sage et désintéressé, il puisera dans la connaissance de ses produits ou un encouragement et une excitation à la persévérance, ou le remède à une méthode de culture défectueuse; pour l'acheteur, il rencontrera un marché plus loyal et plus accessible. Pour le Gouvernement, s'il est appelé à faire quelques frais extraordinaires, ces frais seront largement couverts par le bien-être procuré aux paysans, par le profit acquis au Trésor et par les renseignements qui lui seront fournis, renseignements dont il a témoigné la volonté de s'entourer en instituant un bureau de statistique générale au Ministère du commerce.

Notre travail actuel peut servir de modèle aux renseignements agricoles que l'on devra recueillir et transmettre à l'autorité, qui en publierait des extraits pour l'édification des intéressés.

Tout ce que nous avons dit jusqu'ici a rapport au commerce en général; pour ce qui regarde l'approvisionnement de la Pharmacie centrale, point n'est besoin de dire que toujours dans nos achats nous avons pratiqué le titrage. Fournisseur général de tous les services de l'armée, des hôpitaux civils et autres établissements publics, c'est pénétré de l'importance de nos fonctions et de la grande responsabilité qui y incombe, que nous nous sommes empressé d'adopter pour les opiums qui nous sont nécessaires le titre légal de 10 °/₀ en morphine, prescrit par le Codex nouveau. Nous avons donc introduit dans les services que nous dirigeons, à l'exclusion de tout autre, l'opium titré, dont six spécimens, d'une forme particulière et revêtus d'une étiquette portant nos signature et cachet, se trouvent adjoints à notre collection dans une boîte vitrée.

Voici la manière dont nous procédons à la fabrication de cet opium type : une quantité d'opium quelconque étant donnée, nous nous assurons d'abord de la pureté du produit, nous déterminons soigneusement la richesse en morphine de chacun séparément, puis au moyen du calcul nous indiquons exactement dans quelle mesure chacun doit entrer dans la masse totale, pour que cette masse nous donne 10 °/₀ en morphine à 2 1/2 °/₀ d'eau d'hydratation. Ce point déterminé, nous malaxons fortement à une douce chaleur jusqu'à consistance voulue, puis nous divisons en pains de 50 dirhems. Ce système nous donne un opium sec, privé de faculté hygrométrique, à cassure nette, d'une solubilité prompte et facile; son adoption nous assure la régularité dans nos préparations officinales. Comme membre de la Société de Pharmacie de Constantinople et un des promoteurs du nouvel établissement qui est en voie de création, sous le titre de : *Droguerie centrale des Pharmaciens de l'empire ottoman,* un de nos premiers soins sera de proposer à cet établissement naissant notre opium type, et les pharmaciens de l'empire auront toujours à leur portée un produit pur, constant, et dont la division en 1/8e d'ocque répondra au besoin de la plus modeste officine.

En finissant ce travail, nous déclarons nous être abstenu de toute allusion aux travaux publiés jusqu'ici sur la matière; nous nous sommes borné à relater simplement ce qui était à notre connaissance, soit par voie officielle, soit par les études que nous avions nous-mêmes faites sur les lieux. Nous ne nous faisons pas illusion, nous savons que notre opuscule est loin d'être complet : outre le dosage de la morphine, il y avait à faire d'autres recherches scientifiques que nous avons entrevues, sans pouvoir les exécuter, le temps matériel nous faisant défaut; nous avons tenu par-dessus tout à n'agir que sur des opiums de provenance certaine, et ces opiums ne nous ont été livrés que vers la fin de 1866; dès lors il nous était impossible d'étendre nos études, et nous nous en sommes tenu aux points de vue pratique et essentiel : au dosage de la morphine.

FIN

APPENDICE

OPIUM EXPORTÉ DE QUELQUES LOCALITÉS DE L'EMPIRE OTTOMAN

Pour l'année 1866

LOCALITÉS	QUANTITÉ EXPRIMÉE EN OCQUES
Ighakli	6.250
Tchol	3.125
Kikler	1.250
Bolvadina	3.125
Hanya	3.125
Sandikli	1.875
Chahvar	6.250
Cheïklou	12.500
Kara Hissar	18.750
Sihanli	7.500
Guéïvé	2.000
Lefké	200
Gueul Bazar	800
Kara Hissar Sahib	81.250
Kharpout (Malatia)	50
Rhôdes	2
Baloukesser	2.000
Angora (Mihalidjik)	2.000
	152.052

NOTA. — Cette quantité d'opium peut être estimée approximativement de 30 à 40 millions de piastres.

6195 — Paris. — Imp. Poitevin, rue Damiette, 2 et 4.

www.ingramcontent.com/pod-product-compliance
Ingram Content Group UK Ltd.
Pitfield, Milton Keynes, MK11 3LW, UK
UKHW032034260826
14628UKWH00006B/2943

9 782019 647872